RAPPORTS

FAITS

A LA SOCIÉTÉ D'AGRICULTURE DU DÉPARTEMENT DE LA SEINE,

Dans sa Séance publique du 15 juillet 1810,

SUR LES PRIX

Proposés pour des Observations pratiques de Médecine vétérinaire; et sur les Moyens de prévenir la Perte de la Vue dans les Chevaux.

PAR MM. HUZARD, TESSIER; DESPLAS, *rapporteur*.

Suivis du Programme sur ces deux Concours.

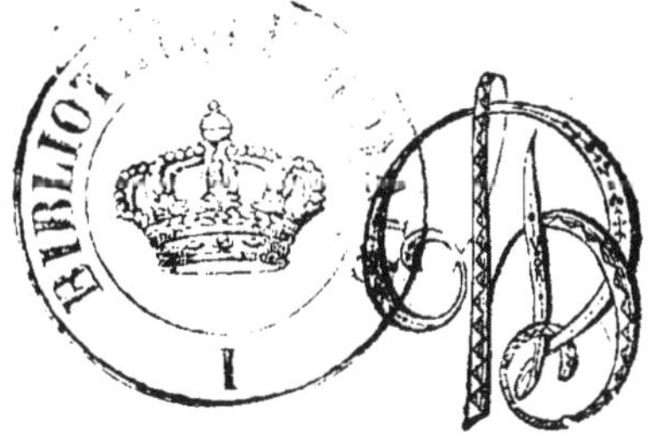

PARIS,

DE L'IMPRIMERIE DE MADAME HUZARD,

RUE DE L'ÉPERON, N°. 7.

1810.

RAPPORT

Sur le Concours des Observations de Médecine Vétérinaire pour l'année 1810 (1).

Dix-sept mémoires ont été adressés à la Société sur l'objet de ce concours.

Le premier, par M. *Hurtrel d'Arboval*, est un exposé historique de l'origine et du développement de la morve dans l'arrondissement de Montreuil-sur-Mer en 1807 et 1808. Il est divisé en trois parties. Dans la première, l'auteur fait l'exposé de l'origine et du développement de la maladie, il indique les moyens qu'il a mis en usage pour la combattre et la détruire; il fait connoître les mesures que les Corps administratifs ont employées pour empêcher les communications et séparer les animaux sains de ceux qui étoient malades. M. *d'Arboval* a joint à cette première partie un tableau descriptif des communes, des noms des propriétaires, du nombre d'animaux qu'il a visités,

(1) Voyez, pour les rapports des années précédentes, les Mémoires de la Société, tome XI, page lxvi, et tome XII, page 102.

et des différentes classes dans lesquelles il les a rangés suivant les divers degrés de la maladie.

La deuxième partie contient tous les actes émanés des autorités administratives.

La troisième renferme des observations et des réflexions sur la nature, le siège, les causes, les caractères, la contagion et la curabilité de la morve.

Malgré quelques idées nouvelles qui tendent à faire croire que la morve n'est pas contagieuse, et qui, par la trop grande sécurité qu'elles ont occasionnée, ont fait beaucoup de mal, M. *d'Arboval* ne paroît pas convaincu de la non-contagion de cette maladie, et il persiste à conseiller de mettre en usage toutes les précautions prescrites par les lois et ordonnances à ce sujet.

Ce mémoire est revêtu des témoignages les plus satisfaisans des autorités constituées de l'arrondissement de Montreuil-sur-Mer.

Le mémoire N°. 2, par M. *Déchaux*, ex-professeur à l'Ecole impériale vétérinaire d'Alfort, a pour titre : *Etude systématique de la Morve*, ou *la Morve étudiée problématiquement*; avec cette épigraphe : *In theoriâ et praxi veritas*. Quoique ce mémoire renferme de bonnes idées, il s'éloigne trop du but de la Société pour que nous nous y arrêtions.

Les mémoires sous les Nos. 3 et 14 sont des recueils d'observations par M. *Barrier* père, vétérinaire à Chartres : le premier contient, 1°. l'histoire d'une forte contusion dans le cheval, avec hernie ventrale ; 2°. celle d'une leucophlegmatie, aussi dans le cheval, avec chute des globes des yeux ; 3°. l'opération césarienne suivie de succès dans une chienne et dans une brebis ; 4°. une observation sur la fourbure observée à la suite de l'usage des fourrages nouveaux ; 5°. sur un vomissement spontané observé dans le mouton : il est fâcheux que l'auteur n'ait pas cherché plus attentivement dans l'ouverture du cadavre les causes de ce vomissement extraordinaire ; 6°. sur la superfétation ou du part en deux temps dans la brebis, la vache, et la chatte ; 7°. sur la phthisie pulmonaire des vaches ; 8°. sur la pousse dans le mouton comparée à cette maladie dans le cheval.

La deuxième observation de ce recueil mérite quelque attention ; on regrette qu'elle ne soit pas assez développée, et que l'auteur n'en ait pas tiré tous les avantages et tous les renseignemens dont elle pouvoit être susceptible pour la science.

Le second recueil contient, 1°. une observation sur une maladie convulsive du mouton ;

2°. sur le lumbago qu'il paroît que l'auteur confond avec les efforts de reins, les ankiloses des vertèbres, la paralysie causée par la présence des calculs ou par la rétention d'urine; 3°. sur le *chorea sancti viti* dans le chien et le mouton : l'auteur prévient qu'il ne fait que signaler cette maladie à la Société et l'invite à en faire l'objet d'un concours; 4°. sur le rouge, ou la rogne des chiens; 5°. sur une fièvre intermittente observée dans le cheval; 6°. sur un poulain qui est mort à la suite d'une maladie du voile du palais, dont l'auteur n'a reconnu la cause qu'à l'ouverture du cadavre; 7°. des réflexions sur la mort des chevaux par l'insufflation; 8°. enfin sur une chienne qui a mis bas dans la même portée trois chiens de différentes variétés : cette observation, la moins importante des deux recueils, a été imprimée depuis qu'elle a été communiquée à la Société.

Les observations de M. *Barrier* annoncent un vétérinaire instruit et exercé, mais en général elles sont écrites trop précipitamment, et plusieurs qui sont intéressantes pour les progrès de l'art auroient besoin de développemens.

Les mémoires sous les Nos. 4 et 5 sont de M. *Verrier*, professeur chargé des hôpitaux à l'École impériale vétérinaire d'Alfort. Le premier de ces mémoires contient quinze observations faites sur les chevaux du 14e. régiment de dragons à la fin de l'an VIII et pendant l'an IX (1799, 1800); elles présentent toutes des faits de pratique qu'il est bon de connoître et de recueillir.

Le deuxième mémoire renferme huit observations sur le cornage et sur des cas de hernies inguinales dont deux ont été guéries par l'opération : toutes ces observations sont présentées avec clarté et précision, et l'auteur justifie la confiance du Gouvernement dans la place importante qu'il occupe.

Les sixième, septième et huitième mémoires sont de M. *Lacour*, actuellement vétérinaire au 15e. régiment de dragons : le premier est relatif à une plaie d'arme à feu; le second rend compte des moyens employés pour l'embarcation des troupes à cheval, et du mal de mer observé dans les chevaux pendant la traversée du Portugal en France; le troisième sur la guérison d'une fracture de l'os de la mâchoire postérieure : le second mémoire a sur-tout paru intéressant aux Commissaires, l'auteur y a joint la description et une espèce de plan des écuries à bord des vaisseaux. M. *Lacour* est élève de l'École d'Alfort, et il a déjà adressé à la Société, dans les concours précédens, des mémoires et des observations qui sont la preuve de son zèle et du désir qu'il a de perfectionner son instruction.

Le neuvième mémoire est de M. *Brugel*, vétérinaire à Pierrelatte, département de la Drôme ; il contient deux observations : l'une sur un glossantrax dans le bœuf, guéri par l'extirpation des parties charbonnées et les antiseptiques ; l'autre sur un sarcocèle dans le mulet, guéri par l'amputation : ces faits de pratique méritent des éloges à leur auteur.

Le dixième est de M. *Dufils*, vétérinaire à Bordeaux ; il contient la description d'une épizootie qui se manifesta en l'an X (1802) sur les bêtes à cornes dans les départemens du midi de la France. Ce mémoire est divisé en quatre paragraphes : le premier contient l'histoire et le diagnostic de la maladie ; le second le prognostic ; le troisième les causes ; et le quatrième le traitement : cette maladie pouvoit être facilement confondue avec le glossantrax qui est un vrai charbon. M. *Dufils* a fait des expériences ; il a introduit dans la bouche d'un animal sain la bave d'un animal malade, il a même inoculé la matière qui découloit des ulcères, et les résultats lui ont prouvé qu'elle n'étoit pas contagieuse, ce qui, en tranquillisant, a fait cesser les faux bruits que répandoient les charlatans, qui trouvent toujours des moyens de ruiner les malheureux propriétaires en semant l'alarme : M. *Dufils* a rendu un grand service en faisant connoître que la maladie n'étoit pas contagieuse.

Le onzième est de M. *Damoiseau*, vétérinaire au Haras impérial du Pin ; il contient la description d'une maladie adynamique dont fut affecté au mois d'avril 1808 un étalon du Haras : cette maladie étoit accompagnée de quelques caractères de morve, qui avoient déterminé le chef de l'établissement à prononcer le sacrifice de l'animal ; M. *Damoiseau* engagea le chef à suspendre l'abattage ; il fit sortir l'étalon du Haras, et le plaça dans un lieu où il ne pouvoit plus donner de craintes pour la contagion ; il en entreprit la cure, et en moins de deux mois elle fut opérée radicalement.

Cette observation est intéressante dans ses détails et par ses résultats.

Dans le douzième mémoire, M. *Colin*, vétérinaire à Carignan, département des Ardennes, a donné la description d'une maladie charbonneuse qui a attaqué les moutons de la ferme de Blanchampagne ; cinquante bêtes étoient mortes avant son arrivée, il n'a eu occasion d'observer la maladie que sur une seule; il a recueilli les faits, il s'est empressé de les communiquer à la Société; les Commissaires pensent que M. *Colin* doit être invité à continuer de correspondre avec elle.

Le treizième est de M. *Grognier*, professeur à l'École impériale vétérinaire de Lyon ; il contient une suite d'expériences qu'il a faites à l'École sur plusieurs substances médicinales dans quelques animaux, avec le faux ébenier, le séné bâtard, l'écorce du saule, les plantes aromatiques, l'éthiops martial, le vin, l'eau-de-vie, l'absinthe, le laurier-rose, l'anagallis, l'asperge, la garance, le soufre, la térébenthine, la moutarde et le muriate d'ammoniac. Ces expériences, qui ont coûté du travail à l'auteur, doivent être renouvelées plusieurs fois, dans différentes circonstances, sur des animaux de diverses espèces, d'âge, de taille, de constitution différentes, dans plusieurs saisons, dans des animaux sains, comme dans des animaux malades, etc., pour devenir utiles aux progrès de l'art; personne ne peut mieux que M. *Grognier* suivre ce travail, qui est la suite de celui que la Société a encouragé l'année dernière par une médaille d'or et qui promet des résultats avantageux pour la médecine vétérinaire. Ce sont les matériaux d'un ouvrage que l'auteur prépare sur les parties de la science qu'il est chargé d'enseigner aux élèves.

M. *Devèze* fils, ingénieur-géomètre des eaux et forêts, à Chabriol, département du Cantal, a adressé, sous le N°. 15, un mémoire sur la morve du mouton ; ce n'est pas la morve proprement dite comme celle du cheval à laquelle l'auteur paroît vouloir la comparer, mais un catarrhe inflammatoire.

M. *Dormont*, vétérinaire à Decize, département de la Nièvre, a envoyé à la Société, sous le N°. 16, un mémoire sur une maladie qui a régné dans son département sur les moutons ; il caractérise cette maladie de péripneumonie gangréneuse compliquée d'hépatitis ; il a aussi remarqué des bubons charbonneux : d'après l'autopsie cadavérique, on reconnoît la pourriture ou cachexie aqueuse. Les Commissaires pensent que la Société doit inviter MM. *Devèze* et *Dormont* à continuer de recueillir des observations et à les lui communiquer.

M. *Louis-Victor Collaine*, professeur à l'École royale vétérinaire de Milan, a adressé à la Société un mémoire sur le traitement et la cure de la morve par des moyens très-actifs qu'il a employés avec beaucoup de succès.

Ce mémoire a paru d'un intérêt trop majeur

à la Société pour l'assimiler aux autres ; elle a arrêté qu'il seroit imprimé, présenté au Ministre de l'Intérieur et répandu, pour que des expériences soient répétées de tous côtés, et que les observations de M. *Collaine* reçoivent la sanction dont elles sont susceptibles et dont elles ont besoin.

La Société accorde une médaille d'or à MM. *Hurtrel d'Arboval* et *Verrier*;

Une médaille d'argent à MM. *Lacour, Dufils* et *Damoiseau* ;

Une mention honorable à MM. *Barrier* et *Grognier*.

La Société se félicite d'avoir ouvert ce concours à l'émulation des nombreux élèves de nos Écoles vétérinaires, et remercie le Ministre qui a bien voulu en faire les fonds : la France et l'Europe en recueilleront les fruits.

La Société se propose de faire imprimer ceux de ces mémoires qui lui paroîtront les plus utiles aux progrès de la médecine des animaux aussitôt qu'elle en aura rassemblé le nombre suffisant pour en former un volume ; elle en a déjà reçus pour le concours de l'année prochaine.

PROGRAMME DU CONCOURS

Pour des Observations de Médecine Vétérinaire.

La vétérinaire est trop liée à l'agriculture; pour que tout ce qui a rapport à la première n'intéresse pas vivement la seconde.

C'est principalement contre les maladies des animaux domestiques qu'elle est d'une grande utilité. On ne peut mettre en doute les services que les Écoles vétérinaires ont rendus sous ce rapport depuis leur institution en 1762, et ceux qu'elles peuvent rendre encore, surtout contre les épizooties, qui se développent et font souvent d'affreux ravages, avant qu'il soit possible d'y opposer des secours certains.

La Société a senti combien il étoit important au bien-être des campagnes que les vétérinaires devinssent ses correspondans naturels et nécessaires; elle a cru devoir appeler l'attention des nombreux élèves sortis des Écoles, sur le bien qu'ils peuvent faire, et leur demander, pour ainsi dire, compte de celui qu'ils ont fait isolément, pour en faire jouir leurs concitoyens : les véritables fonctions de ces hommes utiles ne consistent pas seulement à guérir. Celui qui guérit mérite la reconnoissance particulière; mais il ne remplit qu'une partie de ses devoirs, et il la remplit mal, si la dépense que la guérison a nécessitée n'est pas propor-portionnée à la valeur des animaux malades, et aux facultés des propriétaires. Celui qui, par des mesures, soit médicinales, soit administratives, ou de police, aussi simples que prises à propos; par un traitement peu dispendieux, par de bons conseils, est parvenu à détruire, arrêter ou prévenir un de ces fléaux dévastateurs de nos troupeaux, a rendu de bien plus grands services à son pays, et mérite la reconnoissance générale.

Pour remplir les vues de la Société, elle désire que les vétérinaires lui adressent les observations de pratique qu'ils auront été à portée de faire, et qui présenteront des résultats avantageux aux progrès de la science; elle les invite à ne pas négliger les renseignemens importans à recueillir par l'ouverture des animaux morts, et sur-tout à indiquer les suites que présentent souvent les maladies, suites qui sont négligées par le grand nombre des observateurs.

Elle désire aussi que ces observations soient

revêtues, non seulement de l'approbation des propriétaires, mais encore de celle des Autorités locales, et quand les objets en seront susceptibles, de celle de MM. les préfets, seuls en état de juger des services rendus par les vétérinaires dans leurs départemens respectifs. Ce ne sont point des mémoires académiques que demande la Société, elle doit le répéter, ce sont des observations, des faits de pratique, et ils seront examinés scrupuleusement par les Commissaires.

La Société distribuera, dans sa séance publique de chaque année, des médailles d'or, ou une somme d'argent, jusqu'à la concurrence de 1,200 francs, à ceux de MM. les vétérinaires qui lui adresseront les meilleures observations, considérées sous le double rapport de l'économie et de la science.

Elles seront reçues jusqu'au 1er. février de chaque année.

Les auteurs peuvent mettre leurs noms à leurs écrits.

RAPPORT

Sur le Concours relatif à la Cécité ou Perte de la Vue dans les Chevaux.

La Société avoit proposé, dans sa séance publique de Pâques 1808, aux propriétaires qui se livrent à l'élève des chevaux, aux directeurs et inspecteurs des haras, et aux vétérinaires, un prix de 1,000 francs, dont S. E. le Ministre de l'Intérieur a bien voulu faire les fonds, en médailles ou en argent, à distribuer dans cette séance, sur la question suivante :

Déterminer par une suite d'observations les causes les plus ordinaires de la cécité, ou de la perte de la vue, dans les chevaux, et indiquer les meilleurs moyens pour y remédier.

Elle avoit publié séparément ce programme qui paroît néanmoins n'avoir pas été assez répandu, sur-tout dans les pays où cette affection est plus commune ; elle n'a reçu que deux mémoires sur l'objet de la question.

Le mémoire N°. 1, écrit en italien ; porte pour épigraphe : *Satius est præcavere quàm curare morbos.* Celsus. Il est écrit par un vétérinaire très-instruit, et qui paroît avoir une longue expérience ; il développe avec clarté les causes de la cécité dans les chevaux, et rapporte une série d'observations sur l'influence de la fluxion périodique ; mais il s'est très-peu étendu sur la seconde partie de la question.

Le mémoire N°. 2, écrit en françois, porte pour épigraphe : *Oculi pars corporis pretiosissima, et qui lucis usu vitam distinguunt à morte.* CICER. *de Nat. Deorum.* L'auteur est aussi un vétérinaire très-instruit ; il expose et développe avec soin quelques-unes des causes de la cécité, et sur-tout de la fluxion périodique dont il paroît s'être pour ainsi dire exclusivement occupé. Ce mémoire ne contient pas autant d'observations et d'expériences que le N°. 1, mais il est recommandable par le bon esprit d'observation, par la clarté et la sagesse du style ; comme celui du premier l'auteur a négligé d'examiner sous ses différens points de vue la seconde partie.

Les deux auteurs sont d'accord sur quelques causes de la cécité, ils sont en contradiction sur beaucoup d'autres : l'auteur du N°. 1 admet toutes celles connues ou présumées ; l'auteur du N°. 2 les réduit toutes à une seule, les pâturages humides. En général, dans ces deux mémoires bons et bien faits, la question est plus considérée sous le rapport médical que sous celui de l'histoire naturelle, de l'éducation et de l'emploi des animaux; elle n'y est pas examinée comme le désiroit la Société.

Elle a cru devoir rendre justice aux auteurs et conserver leurs droits, en n'ouvrant point leurs billets cachetés, et en leur laissant la liberté d'ajouter à leurs mémoires, pour les présenter de nouveau au concours que la Société proroge à sa séance de Pâques 1812.

Il lui a paru utile d'ajouter à son programme une note qui lui a été communiquée par un propriétaire des départemens du midi sur l'objet du concours; cette note, qui paroît contradictoire avec quelques-unes des opinions émises par les auteurs des mémoires envoyés, pourra éclairer les concurrens sur la véritable manière dont ils doivent envisager la question.

« La cécité attaque beaucoup plus rarement les chevaux qui restent toujours aux pâturages que les chevaux de trait, de charrois, de labourage, qui fatiguent beaucoup.

» Cette assertion est prouvée par plusieurs faits positifs, entre lesquels il en est deux que j'ai particulièrement et constamment observés pendant longues années.

» J'ai mes possessions dans les parties basses des départemens du Gard et de l'Hérault ; on est dans l'usage, dans ces contrées, de faire battre les blés par des chevaux qui les foulent aux pieds (*calcare*). Cette opération fait qu'on y élève et qu'on y entretient beaucoup de chevaux, uniquement pour cette destination. Ces chevaux sont exposés à toutes les vicissitudes de l'atmosphère, en toute saison; ils ne sont jamais abrités dans des écuries ni même sous des hangards : l'observation m'a démontré que la cécité est extrêmement rare parmi eux.

» J'ai fait la même observation sur les mulets qui transportent à dos dans les pays de montagnes des ci-devant provinces d'Auvergne, du Languedoc, de la Provence, dans les Alpes, dans les Pyrénées, la quantité en est considérable ; on en voit infiniment peu devenir aveugles.

» J'ai au contraire observé beaucoup de chevaux, de mules et de mulets employés aux charrois, aux labourages, attaqués de cécité, et spécialement ceux qui font de longues routes.

» Je crois être fondé à conclure de ces observations que la cécité dans les chevaux est une maladie qui, indépendamment des causes naturelles, provient de quelques vices dans la conduite, dans l'emploi des forces de ces animaux, dans la manière de les soigner ; de quelque cause générale enfin qui n'est point inhérente à leur constitution, mais qui n'agit que relativement à quelques circonstances ; et si nous pouvons parvenir à la connoissance de ces circonstances particulières, cette connoissance pourra nous conduire plus sûrement aux moyens d'en combattre ou d'en prévenir les effets. »

PROGRAMME DU CONCOURS

Sur les Moyens de prévenir la Perte de la Vue dans les Chevaux.

De tous les grands animaux domestiques, le cheval est le plus sujet à perdre la vue.

Nous n'entendons parler ici que de la cécité qui n'est pas la suite connue des accidens de la domesticité.

Dans plusieurs départemens du midi cette infirmité paroît attaquer rarement les chevaux qui restent dans les pâturages une grande partie de l'année, quoiqu'ils fassent pendant plusieurs mois un travail très-fatigant, et qu'ils soient nourris alors de grains seulement.

Dans plusieurs de ceux du nord, elle paroît au contraire n'attaquer que ceux qui séjournent long-temps dans les pâturages.

Il est des départemens de l'est où les chevaux ne sont point du tout élevés dans les pâtures, et où néanmoins ils sont aussi exposés à devenir aveugles, jeunes encore.

On attribue la perte de la vue à l'influence

du climat, à la nature des pâturages, à la trop courte durée de l'allaitement, à la difficulté de la protrusion ou de la poussée des dents mâchelières, à la nourriture sèche donnée trop promptement, à la mastication forte et fatigante qu'elle occasionne, aux travaux prématurés pour les jeunes animaux et sur-tout pour ceux de tirage, aux exhalaisons des fumiers dans les écuries nettoyées trop rarement, etc., etc.

On a cru remarquer que quelques races de chevaux, que celles de certains poils y paroissoient plus disposées, ou en étoient plus fréquemment attaquées que d'autres, et on l'a regardée comme héréditaire ;

Que l'émigration ou le changement de pâturages ou de pays étoit un moyen de la prévenir ou de l'empêcher de se développer, et que des poulains sortis de leurs pâturages avant trois ans, transportés dans d'autres plus ou moins éloignés, et peut-être aussi d'une nature différente, n'en étoient point affectés, tandis qu'un grand nombre de ceux qui restoient dans le pays devenoient aveugles de bonne heure ;

Qu'il suffisoit quelquefois seulement de changer les chevaux de pays, sans les remettre au pâturage, pour empêcher la maladie de se développer ;

Que les chevaux, de quelque race qu'ils fussent, lorsqu'ils avoient ce qu'on appelle la *tête chargée* et la *vue grasse*, en étoient plus fréquemment affectés ;

Enfin, qu'elle étoit presque toujours la suite ou la terminaison de la maladie connue sous le nom de *fluxion périodique* ou *fluxion lunatique*, et qu'elle accompagnoit ou suivoit aussi la gourme mal jetée.

Les faux-sauniers observoient autrefois que les chevaux qu'ils employoient pour porter leur sel, perdoient promptement la vue à ce service qui donnoit lieu à des courses souvent forcées.

La Société, qui sait combien cette affection détériore quelques-unes de nos bonnes races de chevaux, désirant coopérer aux vues du Gouvernement pour leur amélioration, propose un prix de la valeur de 1,000 francs, en médailles ou en argent, sur la question suivante :

Déterminer par une suite d'observations les causes les plus ordinaires de la cécité, ou de la perte de la vue, dans les chevaux, et indiquer les meilleurs moyens pour y remédier.

Elle appelle particulièrement l'attention des propriétaires, des herbagers, des nourrisseurs, des directeurs, des inspecteurs de haras et des vétérinaires sur cette question.

La Société adjugera ce prix en une ou plusieurs parties, selon l'importance des mémoires, dans sa séance publique de 1812. Ils seront reçus jusqu'au 1er. janvier.

Les auteurs ne mettront point leurs noms à leurs mémoires; ils le joindront dans un billet cacheté qui portera la même épigraphe que le mémoire.

Les mémoires seront adressés, francs de port, ou sous le couvert de S. E. le Ministre de l'Intérieur, comte de l'Empire, à l'une des adresses suivantes :

A M. Silvestre, secrétaire de la Société d'Agriculture du département de la Seine, au Ministère de l'Intérieur; ou à M. Huzard, commissaire du Gouvernement, inspecteur général des Écoles impériales vétérinaires, à Paris.

www.ingramcontent.com/pod-product-compliance
Ingram Content Group UK Ltd.
Pitfield, Milton Keynes, MK11 3LW, UK
UKHW020536180726
13839UKWH00006B/2536

9 782329 612577